Tägliche Behandlung und Heilmittel für Sehvermögen

die Methode, mit der Sie Ihre Augenmuskeln stärken und Ihre Vision verbessern können

Herzlichen Dank, dass Sie dieses Buch gekauft haben!

«Tägliche Behandlung und Heilmittel für Sehvermögen: die Methode, mit der Sie Ihre Augenmuskeln stärken und Ihre Vision verbessern können» ist die deutsche Übersetzung von «Daily Treatment and Remedies for Eyesight: How to Strengthen your Eye Muscles and to Improve your Vision».

Ohne das vorherige schriftliche Einverständnis des Autors ist es unzulässig das Buch oder Teile des Buchs zu reproduzieren oder zu übermitteln. sharingsatori©

Inhaltsverzeichnis

Buchbeschreibung..................4

Einführung..................7

Kapitel 1 - Allgemeine Aspekte der Sehkraft und des Sehvermögens..................8

Kapitel 2 - Warum die Pflege Ihrer Augen in Zeiten der globalen Digitalisierung so wichtig ist..................12

Kapitel 3 – Augentraining..................19

Kapitel 4 - Die Technik des Kerzen-Starrens..................32

Fazit..................37

Buchbeschreibung

Wie kann man Augenmuskeln trainieren, um seine Sehkraft zu verbessern? Fitness für die Augen? Es gibt tägliche Behandlungen und Heilmittel. Dieses Handbuch richtet sich an diejenigen, die zu ihren täglichen Ritualen Augentraining hinzufügen möchten, um ihre Sicht zu verbessern. Die Sehkraft ist eines der wichtigsten Sinnesorgane, die Menschen haben. Wir benutzen unsere Augen, um die Welt kennenzulernen und uns zu bewegen. Um diese Welt stetig zu entdecken, brauchen wir unseren Körper und Geist in einem tip-top Zustand. Unser Körper ist so ein interessantes und erstaunliches System. Je größer unser Wissen über dieses System ist, desto besser sind wir dazu in der Lage, uns darum zu kümmern. Unser Körper ist ein Segen, den wir kein Recht haben zu ruinieren, besonders, wenn wir das Wissen und die Kraft haben, um uns um ihn zu kümmern und ihn zu retten. Es wäre gut, wenn wir die Kraft unserer Augen sehr lange Zeit behalten können.

Dieses Buch enthält einfache Ratschläge zu Handlungen, die man durchführen kann, damit man seine Augen viele Jahre als treue Piloten behalten kann. Es gibt viele Techniken und auch ein paar Geheimnisse darüber, wie man seine Sehkraft in ausgezeichneter Form erhalten kann. Dieses Buch ist Ihr erster Schritt zu mehr Fürsorge und Liebe für Ihren eigenen Körper, der mit den Spiegeln zu Ihrer Seele beginnt - Ihren Augen. Man sollte seine Augen richtig schonen.

Wenn wir passiv und gleichgültig sind anstatt etwas zu unternehmen, um uns selbst zu stärken und gesund zu bleiben, wird es auch kein anderer für uns tun. Wir müssen dafür kämpfen. Für Energie, Leistung und Geschwindigkeit. Es ist möglich, das eigene Sehvermögen zurückzuerlangen, aber um dieses Ziel zu erreichen, dürfen Sie niemals aufgeben. Wenn Sie nicht auf Ihre Gesundheit achten, wird sie sich verschlechtern. Und als Ergebnis der Vernachlässigung Ihrer Gesundheit wird auch Ihr Sehvermögen schlechter. Wenn Sie aber bereit sind, etwas dagegen zu tun und wirklich daran glauben, dass Sie es schaffen können, dann können Sie Ihre Sehkraft verbessern – auf natürliche Weise. Alles, was Sie dazu brauchen ist

Initiative, etwas Disziplin und ein wenig Geduld.

Die Zeit vergeht schnell. Heute ist jedoch der Tag, ab dem Sie an sich selbst denken. Nehmen Sie sich ein paar Minuten am Tag Zeit und sagen Sie sich, dass Sie sich lieben. Tun Sie es wirklich! Auch wenn Worte allein nicht reichen. Sie müssen etwas unternehmen. Zeigen Sie Dankbarkeit für Ihren Körper, indem Sie alles dafür tun, um ihn gesund zu halten. Entgegen aller Zweifel müssen Ihre Augenmuskeln trainiert werden. Mithilfe der Augenübungen in diesem Buch werden Sie lernen, wie Sie auf Ihre alte Brille getrost verzichten können. Eine schlechte Sehkraft wird meistens durch unsere Faulheit, Angst und mangelndes Selbstvertrauen hervorgerufen. Aber nichts kommt von allein und ist ohne Anstrengung erreichbar.

Geben Sie dem Buch eine Chance und probieren Sie es aus. Nutzen Sie diesen Tag, ergreifen Sie die Gelegenheit Ihr Leben ab heute zu verändern.

Danke, dass Sie dieses Buch lesen.

Einführung

Wie oft nehmen Sie sich einen Moment Zeit, damit Sie sich mit sich selbst auseinandersetzen können? Um das eigene Körpergefühl wahrzunehmen; wie sich der Sonnenschein auf der Haut anfühlt, wie sich der Boden unter unseren Füßen bei jedem Schritt anfühlt, das warme und aufmunternde Gefühl, wenn man sich seine Lieblingsmusik hört und den ersten Schluck kaltes Wasser an einem heißen Tag trinkt?

Das sind Dinge, die wir häufig für selbstverständlich halten. Und es gibt eine besondere Sache, für die wir selten dankbar sind: unsere Augen. Wie oft sind wir für unser Sehvermögen dankbar und für all die schönen Dinge, die es uns erfahren lässt?

Was wir oftmals nicht realisieren ist, dass wir mit der Technologiewende in den letzten Jahrzehnten und wechselnden Umwelteinflüssen unsere Augen auf unterschiedlichste Weise nutzen und jetzt, mehr als jemals zuvor, aktiv werden müssen, damit sie gesund bleiben.

Kapitel 1 - Allgemeine Aspekte der Sehkraft und des Sehvermögens

Weil wir sie so häufig nutzen, tendieren wir dazu, unsere Augen als gegeben hinzunehmen. Wenn wir sie schon immer hatten, werden wir sie auch weiterhin nutzen können. Manchmal vergessen wir, dass sie mit dem Rest unseres Körpers verbunden sind. Sie beeinflussen fortwährend unseren Körper und werden von ihm beeinflusst. Haben Sie jemals bemerkt, dass als erstes Ihre Sehkraft nachlässt, wenn Sie müde werden? Wie Ihre Augen zufallen, noch bevor Sie im Bett angekommen sind? Das ist nur eine der vielen Möglichkeiten, wie unsere Augen mit dem Körper im Einklang sind, und manchmal zeigen sie uns so, wie wir uns fühlen, noch bevor wir es selbst merken.

Mit der Flut an neuen Technologien und alternativen Lebensstilen ändern sich auch die Bedingungen für unsere Sehkraft und unser Sehvermögen, aber nicht nur zum Guten. Allmählich leiden immer mehr Menschen unter diesen Bedingungen, die auf verschiedene Art ihr Sehvermögen beeinträchtigen. Tatsächlich leiden inzwischen 35 % der Bevölkerung an Myopie (Kurzsichtigkeit) oder Hyperopie (Weitsichtigkeit). Wir neigen dazu, diese Bedingungen als „normal" zu betrachten, aber sie müssen es nicht sein.

Das Starren auf Computerbildschirme oder auf die Displays von Handys gehört heute zum Alltag. Aber wie wirkt sich das auf unser Sehvermögen aus? Das Computer Vision Syndrom (CVS) ist heute ein Oberbegriff für eine Reihe von Umständen, die in den letzten Jahren mehr und mehr zunehmen. Lange Zeit auf einen Computerbildschirm zu starren, erschöpft unsere Augen. Das zu ignorieren, kann zu Kurzsichtigkeit, Weitsichtigkeit, Astigmatismus und anderen Beeinträchtigungen des Sehvermögens führen.

Umwelteinflüsse wirken sich ebenfalls auf den Zustand unserer Augen aus, meist in Form von Trockenheit. Unsere Augen verfügen über einen äußeren Tränenfilm, der sie auf natürliche Weise schützt und mit Feuchtigkeit versorgt. Jedoch kann der Tränenfilm aber aufgrund der Umgebung, in der wir uns befinden, austrocknen, sodass unsere Augen dehydrieren und Irritationen verursacht werden. Einige Umgebungsbedingungen, die dazu führen, sind zum Beispiel Faktoren in Innenräumen, wie eine Klimaanlage, die Heizung und isolierte Wände und Fenster. Wenn wir lange Zeit im Auto sitzen, sind wir allerdings immer wieder solchen Luftbedingungen ausgesetzt, was zu einer Zirkulation von Bakterien, Reizungen der Augen und zum Austrocknen führen kann.

Einige der offensichtlichen äußeren Faktoren sind Smog, Staub und extreme Temperaturen, aber auch der globale Klimawandel, den wir überall auf der Welt beobachten können. In vielen Gegenden nimmt die Luftfeuchtigkeit ab und die Luft wird trockener oder sie ist häufig verschmutzt, was ebenfalls zu Irritationen der Augen führt.

In dieser geschäftigen und schnelllebigen Welt, in der wir leben, steigt der Stresspegel stetig. Und obwohl wir ausführlich über die gesundheitsschädliche Wirkung von Stress informiert sind, ist uns dessen Wirkung auf unsere Augen kaum bewusst. Haben Sie jemals einen leichten Krampf im Bereich Ihrer Augen verspürt? Dieses Phänomen resultiert häufig aus Stress. Wenn Sie sich Sorgen machen, über wenig Selbstvertrauen verfügen und geistige oder körperliche Schwäche fühlen, kann dies zu Beschwerden Ihres Körpers führen – vor allem werden diese Belastungen sich auf Ihre Augen auswirken. Und selbst, wenn das Augenzucken nur vorübergehend auftritt, kann diese ständige Anspannung zu verschwommenem Sehen und zu einer Trockenheit der Augen führen. Beides kann entsprechend zu Unannehmlichkeiten führen.

Aus diesen Gründen ist die richtige Augenpflege so wichtig. Um Ihr starkes und klares Sehvermögen zu erhalten, müssen wir bereit sein, uns etwas anzustrengen – sowohl physisch als auch psychisch.

Kapitel 2 - Warum die Pflege Ihrer Augen in Zeiten der globalen Digitalisierung so wichtig ist

Wie können wir also unsere Augen in einer Zeit pflegen, in der wir sowohl Umwelt- als auch Lifestyle-Faktoren und den natürlichen Alterungsprozess berücksichtigen müssen? Eine einfache und übliche Lösung ist es, ein oder zwei Mal im Jahr eine Augenuntersuchung durchführen zu lassen. Das ist vor allem deswegen empfehlenswert, weil so auch bereits bestehende Probleme rechtzeitig erkannt werden können, die Ihnen bis dahin noch gar nicht bewusst waren. Aber auch wenn mit diesen Untersuchungen solche Probleme erkannt werden können, ist mit ihnen noch nicht die richtige Behandlung unter Berücksichtigung der Umstände gewährleistet. Außerdem können Augenuntersuchungen Probleme erst erkennen, wenn sie auftreten. Daher müssen wir uns auch präventiv um unsere Augen kümmern, um nicht nur das Sehvermögen zu behandeln, sondern auch zu erhalten.

Um Krankheiten vorbeugen zu können, müssen wir zunächst ihre Ursachen verstehen. Einige Probleme mit der Sehkraft resultieren aus fortwährendem Stress oder dem vernachlässigten Training der Augenmuskulatur.

Wie wir bereits festgestellt haben, ist eine Vielzahl von Faktoren zu berücksichtigen, die sich auf unser Sehvermögen auswirken können. Eine der häufigsten Ursachen für Probleme mit dem Sehvermögen ist der stetige Kontakt mit Bildschirmen und verschiedenen Technologien. Die gute Nachricht ist, dass wir diese Einflüsse auf unsere Augen verlangsamen oder umkehren können, auch wenn sich der technologische Fortschritt nicht aufhalten lässt.

Glücklicherweise gibt es verschiedene Möglichkeiten, wie wir uns effektiver um unsere Augen kümmern können. Wie bereits erwähnt wurde, ist das ständige Fokussieren eines Computer- oder Fernsehbildschirms einer der Hauptgründe für Beeinträchtigungen des Sehvermögens. Sich auf eine tägliche Zeit von ein bis zwei Stunden vor dem Bildschirm zu beschränken, ist eine offensichtliche

Maßnahme. Allerdings wird das vielen nicht möglich sein, weil wir im Regelfall im täglichen Berufsleben am Computer arbeiten müssen. Ist das der Fall, reichen Unterbrechungen nach jeweils ca. 30 Minuten, in denen man die Augen für einen Moment bewusst schließt, schon aus, um den Stress etwas zu reduzieren. Wenn Sie nicht alle 30 Minuten eine Pause einlegen können, können Sie auch längere Pausen (z.B. von 20 Minuten) alle paar Stunden einlegen. Sie können andererseits auch versuchen, mit gewisser Regelmäßigkeit die Augen vom Bildschirm abzuwenden, wenn Sie mal keine Pause einlegen können. Sich für einen kurzen Moment die Umgebung näher anzusehen, verschafft Ihren Augen eine kurze Pause vom intensiven Fokussieren und dem hellen Bildschirm.

Die Bildschirmhelligkeit an die Umgebung anzupassen, kann ihren Augen ebenfalls eine Menge Stress nehmen, genauso wie das Einstellen der Textgröße und Farbe. Stellen Sie die Textgröße groß genug ein, um alles lesen zu können, ohne die Augen zusammenzukneifen und nutzen Sie eine schwarze Schrift auf weißem Grund oder umgekehrt. Auch das kann bereits helfen.

Hinsichtlich der Umweltfaktoren sollten Sie versuchen, staubige Plätze und extreme Bedingungen zu vermeiden. Auch Klimaanlagen für lange Zeiten am Stück zu meiden, wäre vorteilhaft. Diese Möglichkeiten der Linderung fallen schwieriger, da wir unsere Umwelt nicht kontrollieren können. Andererseits ist es besser, die Einwirkungen zu verringern anstatt gar nichts zu unternehmen.

Eine der besten Arten, sich um seine Augen zu kümmern und von der wir nur selten etwas hören, sind Achtsamkeits-Übungen. Meditation und das Anstarren einer Kerze eignen sich hervorragend um Stress abzubauen oder um mit Depressionen und Angstuzuständen umzugehen, wie wir im letzten Kapitel noch feststellen werden. Es fördert die Selbsterkenntnis, die erforderlich ist, um mit dem eigenen Körper in Kontakt zu stehen und zu verstehen, wie wir uns fühlen und warum.

Damit unsere Augen optimal funktionieren, brauchen sie ausreichend Vitalstoffe.

Insbesondere Vitamine spielen eine große Rolle für die gesunde Augen-Ernährung.

Wir brauchen Vitamin A, Betacarotin, Vitamin C, Vitamin E und Omega-3-Fettsäuren damit das Auge funktioniert gut.

Unsere Ernährung bestimmt die Gesundheit unserer Augen.

- ✓ Avocados
- ✓ Mandeln
- ✓ Grünkohl
- ✓ Spinat

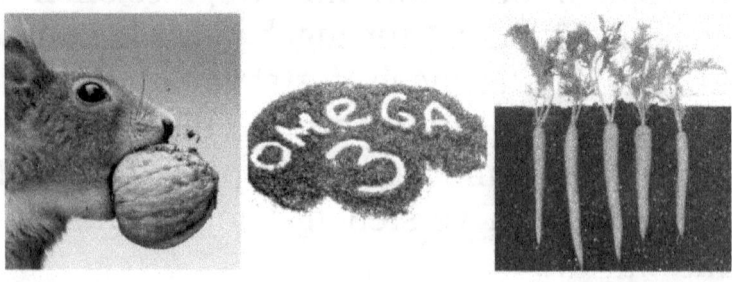

Ernährung für die Augen: Diese Lebensmittel schützen

WALNUSS   CHIA SAMEN   MÖHREN

- ✓ Mais
- ✓ Basilikum
- ✓ Walnüsse

Ernährung für die Augen: Diese Lebensmittel schützen

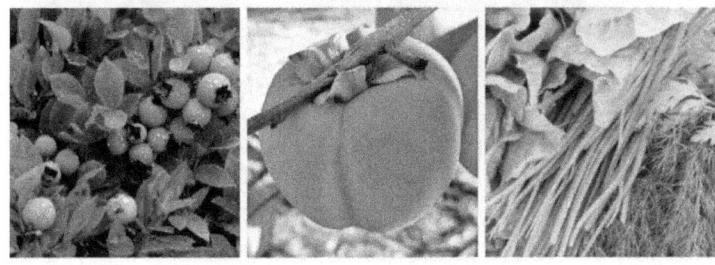

BLAUBEERE   KAKIPFLAUME   KRÄUTER

- ✓ Quinoa
- ✓ Rosenkohl
- ✓ Sellerie
- ✓ Linsen

Ernährung für die Augen: Diese Lebensmittel schützen

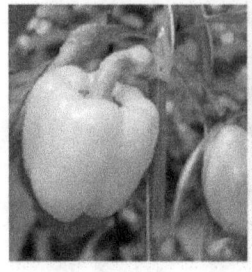 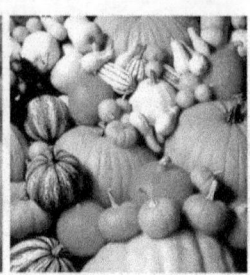 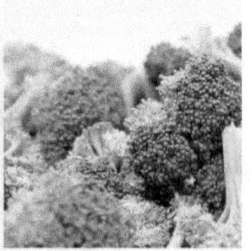

PAPRIKA　　　KÜRBIS　　　BROKKOLI

- ✓ Süßkartoffeln
- ✓ Blaubeeren
- ✓ Eier
- ✓ Orange
- ✓ Grünkohl

Kapitel 3 - Augentraining

Genau wie der Rest unseres Körpers, müssen auch die Augen trainiert werden, damit sie gesund bleiben. Lassen Sie uns ein paar verschiedene Übungen zur Stärkung der Augenmuskulatur und zur Verbesserung des Sehvermögens betrachten. Das ist nichts Anderes als Yoga für die Augen. Yoga ist traditionell eine Form der Meditation in Bewegung und hilft bei der Stärkung der Muskeln, sie verleiht uns mehr Flexibilität und unterstützt uns schließlich bei der Übung in Achtsamkeit in unserem alltäglichen Leben. Wenn wir Yoga für unsere Augen praktizieren, tun wir das für unsere Augenmuskulatur und für die Augenhöhlen. Augen-Yoga wird nicht nur diese Muskulatur stärken, sondern genauso unseren Geist, um achtsamer und bewusster mit diesem kostbaren Teil unseres Körpers umzugehen.

Blinzeln

Wir beginnen mit der natürlichsten Übung, die wir ohnehin viele Male in jeder Minute tun: Blinzeln. Wir sollten ca. 25 Mal pro Minute mit unseren Augen blinzeln, aber die Meisten von uns tun das nicht, weil wir uns intensiv auf jede Art von Bildschirm konzentrieren. Allerdings können wir mit dem Blinzeln unsere Augen pflegen und reinigen, genauso wie wir damit die Augenmuskulatur entspannen können. Für eine Blinzel-Übung sollten Sie zunächst zehn Mal sehr schnell blinzeln und dann ihre Augen für ca. 20 Sekunden schließen. Wiederholen Sie die Übung vier bis fünf Mal.

Palming

Oft auch in Yoga-Kursen praktiziert, ist Palming eine großartige Übung nach einem langen Arbeitstag und entspannt ungemein mit geringem Aufwand. Halten Sie Ihre Hände so vor sich, dass sich die Handflächen berühren und reiben sie diese aneinander bis Sie Wärme spüren. Wenn Ihre Handflächen warm werden, legen Sie Ihre Hände vorsichtig über Ihre Augen ohne dabei Druck auszuüben bis Sie merken, wie die Wärme von Ihren Händen abstrahlt. Öffnen Sie Ihr Bewusstsein für das Empfinden rund um Ihre Augen und entspannen Sie sich so von allein. Es hilft dabei in einem dunklen Raum mit wenigen Ablenkungsmöglichkeiten zu sein.

Palming kann auf verschiedene Arten angewendet werden. Sie können dabei in einem bequemen Sessel mit Kissen in Schulterhöhe sitzen. Platzieren Sie dabei Ihre Ellbogen auf den Kissen, so dass Sie Ihre Augen für einen längeren Zeitraum bedecken können, ohne dabei Ihre Arme übermäßig anstrengen zu müssen, damit Sie ruhig und entspannt bleiben. Wenn Sie dabei lieber liegen möchten, suchen Sie sich einen bequemen Ort und betten Sie Ihren Kopf auf einem Polster oder Kissen. Beugen Sie Ihre Knie und stellen Sie Ihre Füße flach auf den Boden. Führen Sie dann Ihre Hände vor die Brust und beginnen Sie mit der Übung. Es gibt keine richtige oder falsche Art; probieren Sie beide Möglichkeiten aus, um herauszufinden, welche Ihnen am besten gefällt. Vielleicht werden Sie auch feststellen, dass Sie an einem Tag sich lieber hinlegen, während Sie es an anderen Tagen vorziehen, dabei zu sitzen.

Das lange Schwingen

Mithilfe des langen Schwingens können wir mit unseren Augen Bewegungen in unserer Umgebung bewusster wahrnehmen. Natürlich bewegt sich nahezu immer etwas um uns herum, aber wir sind uns dessen häufig nicht bewusst. Das lange Schwingen hilft uns dabei, unser Bewusstsein dafür zu öffnen und gleichzeitig unsere Augen zu entspannen und in tiefere Bewusstseinsebenen vorzudringen.

Um das lange Schwingen zu üben, müssen Sie sich zunächst einen Zeigestock oder ähnliches suchen; etwas von der Länge einer Stricknadel oder ähnlichem. Stellen Sie sich dann so hin, dass Ihre Füße schulterbreit voneinander entfernt sind und halten Sie den Zeigestock mit beiden Händen auf Höhe Ihrer Augen. Beginnen Sie dann damit, leicht von Seite zu Seite zu schaukeln und dabei langsam Ihr Gewicht von einem Fuß auf den anderen zu verlagern. Sobald Sie einen Rhythmus gefunden haben, können Sie damit beginnen, Ihren Oberkörper, Ihre Schultern und Arme von links nach rechts zu bewegen. Wenn

Sie Ihr Gewicht also auf den rechten Fuß verlagern, bewegen Sie sich auch mit Ihrem Körper, den Schultern und mit Ihrem Kopf nach rechts. Gleiches gilt für eine Gewichtsverlagerung nach links.

Finden Sie Ihren Rhythmus, um dann Ihre Aufmerksamkeit auf Ihre Fersen zu richten. Sie werden feststellen, wie natürlich es sich anfühlt, die Ferse sich nach außen drehen zu lassen, wenn Sie Ihren Körper bewegen. Zum Beispiel werden Sie Ihre rechte Ferse anheben und nach außen drehen, so dass die Fußspitze nach innen zeigen, wenn Sie Ihren Körper nach links drehen; genauso werden Sie die linke Ferse nach außen drehen, wenn Sie sich nach rechts drehen.

Für den visuellen Aspekt müssen Sie auf die Spitze des Zeigestocks starren und versuchen Sie einfach wahrzunehmen, wie sich um Sie herum alles bewegt, wenn Sie von Seite zu Seite schwanken. Sie müssen sich auf nichts anderes als auf die Spitze des Zeigestocks konzentrieren und nur Ihr gesamtes Sehvermögen nutzen, um den Raum um Sie herum zu wahrzunehmen. Denken Sie daran, bewusst auf Ihre Atmung zu achten und geistig anwesend zu bleiben. Und vergessen Sie nicht zu blinzeln.

Seitwärts Blicken und Drehen

Unsere nächste Übung eignet sich besonders für das Dehnen der Augenmuskeln. Denken Sie darüber nach, es verleiht Ihren Augen mehr Flexibilität. Beginnen Sie, indem Sie starr geradeaus schauen. Bewegen Sie Ihre Augen dann sehr langsam von einer Seite zur anderen und achten Sie darauf, dass sich weder Ihr Kopf noch Ihr Hals bewegt. Nachdem Sie mehrere Male zu jeder Seite geschaut haben, lassen Sie Ihre Augen kreisen und schauen dabei zur Seite, nach oben, zur anderen Seite und nach unten. Tun Sie das jeweils in beide Richtungen. Diese Übung wird als seitwärts Blicken und Drehen bezeichnet. Führen Sie beide Übungen ca. 20 Mal aus.

Zur Variation können Sie Ihre Augen bei dieser Übung auch schließen. Probieren Sie beides aus und entscheiden Sie sich so für die Art, die Ihnen eher zusagt.

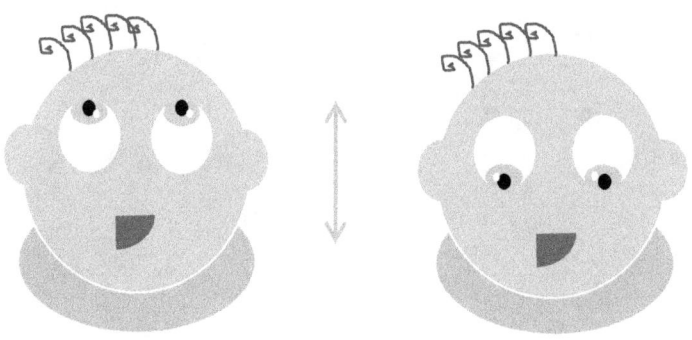

nach oben und nach unten

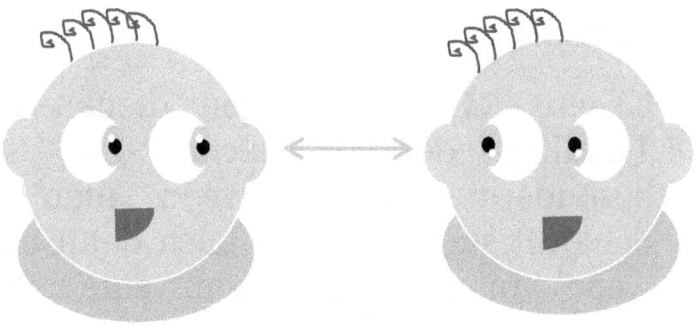

nach links und nach rechts

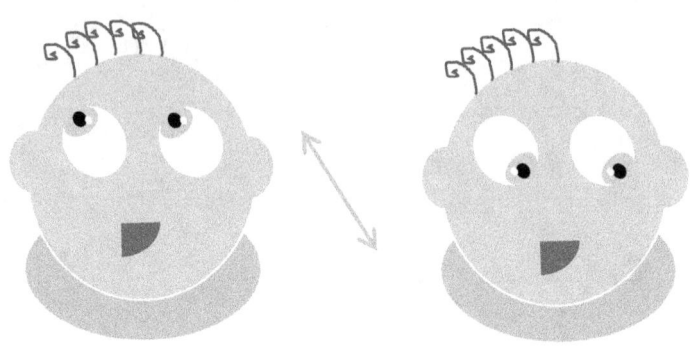

in der Diagonalen

Fernsicht

Unsere letzten Übungen dienen dem Training der Fernsicht. Sie sind besonders nützlich, wenn man die Sehkraft stärken will – auch dann noch, wenn man bereits ein eine Brille verschrieben bekommen hat. Auf diese Art die Augen zu stärken, kann bei einer verschwommenen Sicht helfen und einer Verschlechterung der Sehkraft im Laufe der Zeit vorbeugen.

Wenn Sie kurzsichtig sind, sollten Sie weitere Abstände für die Übungen wählen, um Ihre Sehkraft zu stärken. Sind Sie hingegen weitsichtig, empfehlen sich eher kürzere Abstände. Andererseits kann es nicht schaden, unabhängig von der Diagnose beides zu trainieren.

Für die erste Distanz-Übung, den Bleistift, halten Sie einen Stift direkt vor sich in einer Entfernung von ca. einer Armlänge. Fokussieren Sie die Stiftspitze, um den Stift dann langsam näher und näher an Ihr Gesicht heranzuführen. Dabei fokussieren Sie jederzeit die Stiftspitze. Bewegen Sie den Stift solange auf sich zu, bis Sie die Spitze nicht mehr fokussieren können.

Für die nächste Übung, die Wäscheleine, benötigen Sie eine solche Leine und ein Foto. Befestigen Sie das Foto an der Wäscheleine und stellen Sie sich mit einer Schrittlänge Entfernung davor. Fokussieren Sie das Foto, auch wenn es sich hin und her bewegt. Treten Sie dann einen Schritt zurück und fokussieren Sie erneut das Foto. Wiederholen Sie dies solange, bis Sie ca. zehn Schritte von der Wäscheleine entfernt stehen.

Die letzte Distanzübung ist wiederum für alle Sinnesorgane nützlich. Für diese Übung benötigen Sie eine Sehtesttafel mit Buchstaben. Halten Sie die Tafel vor Ihre Augen oder befestigen sie die Übersicht an der Wand in einer Entfernung von ein bis zwei Fußlängen so, dass Sie diese noch sehen können, ohne Ihre Augen anstrengen zu müssen.

Nehmen Sie einen tiefen Atemzug bevor Sie beginnen und atmen Sie aus, zentrieren Sie sich. Suchen Sie sich einen Buchstaben von der Tafel aus und behalten Sie ihn im Auge. Schließen Sie nun die Augen und stellen Sie ihn sich in Ihren Gedanken vor. Öffnen Sie Ihre Augen wieder und fixieren Sie den Buchstaben erneut, um dann noch einmal Ihre Augen zu schließen und ihn sich vorzustellen. Wenn Sie die Tafel dabei nicht in den Händen halten, bietet sich hierbei auch eine gute Gelegenheit zum Palming für 15 bis 20 Sekunden. Wenn Sie sich an dieser Stelle für Palming entscheiden, stellen Sie sich den Buchstaben auch dabei vor.

Bevor Sie nun wieder Ihre Augen öffnen, atmen Sie erneut tief ein und aus, um zu Ihrer Mitte zurückzufinden.

Dann haben Sie zwei Möglichkeiten:

Möglichkeit 1: Öffnen Sie Ihre Augen und konzentrieren Sie sich wieder auf den Buchstaben. Führen Sie die Tafel dabei ganz langsam näher an Ihr Gesicht heran und behalten Sie dabei den Buchstaben jederzeit im Blick. Wenn der Buchstabe verschwimmt, bleiben Sie stehen. Schließen Sie wieder Ihre Augen und atmen Sie abermals tief ein und aus. Öffnen Sie anschließend Ihre Augen wieder, fokussieren Sie den Buchstaben und gehen Sie dabei ganz langsam zurück bis Sie sich wieder in der ursprünglichen Entfernung zur Tafel befinden.

Schließen Sie Ihre Augen nochmals und probieren Sie das Palming für weitere 20 Sekunden bevor Sie die Augen wieder aufmachen. Sie können die Übung für die gesamte Tafel für jeweils 15 bis 20 Minuten an zwei bis drei Tagen in der Woche wiederholen.

Möglichkeit 2: Öffnen Sie Ihre Augen und richten Sie Ihre Aufmerksamkeit wieder auf den Buchstaben. Beginnen Sie zu schwanken, langsam, von Seite zu Seite, verlagern Sie Ihr Gewicht von dem einen auf den anderen Fuß. Fahren Sie damit fort, sich von Seite zu Seite zu bewegen und dabei zur gleichen Zeit kleine Schritte rückwärts zu gehen. Vergewissern Sie sich bei jedem Schritt, dass Ihr Blick auf dem Buchstaben ruht. Bewegen Sie sich solange zurück, bis Sie den Buchstaben nicht mehr erkennen können. Wenn der Buchstabe verschwimmt, bleiben Sie stehen. Beugen Sie sich über die Taille so vor, dass Ihr Oberkörper parallel zum Boden gerichtet ist. In diesem Moment sollte der Buchstabe wieder in Ihrem Fokus liegen. Stehen Sie nach vorne übergebeugt und bewegen Sie sich abermals solange zurück bis Sie den Buchstaben nicht mehr klar erkennen können. Wenn dies geschieht, beenden Sie die Übung, um zu Ihrem Startpunkt zurückzukehren.

Wiederholen Sie die Übung mit weiteren Buchstaben für ca. 15 bis 20 Minuten an zwei bis drei Tagen in der Woche.

5 FAKTEN ÜBER DEINE AUGEN

Hier einige interessante Fakten über unsere Augen, die Sie vielleicht noch nicht wussten:

• Hast Du das gewusst? •

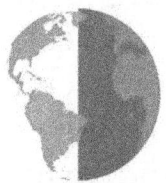

80% der Augenprobleme weltweit sind vermeidbar oder sogar heilbar

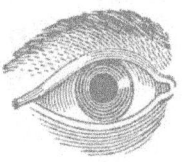

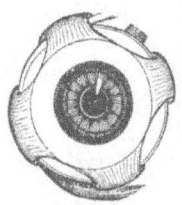

Wie oft blinzeln wir am Tag? Ca. 12 mal pro Minute. Das sind 4.200.000 mal pro ein Jahr

Augenmuskeln sind viel aktiver als andere Körpermuskeln

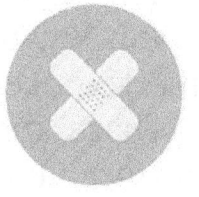

Die Augen heilen schnell.

Mit der richtigen Pflege dauert es nur ca. 48 Stunden für das Auge, um einen Hornhautkratzer zu reparieren

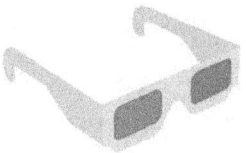

Forscher haben das Spiel "TETRIS" erfolgreich verwendet, um "faules Auge" bei Erwachsenen zu behandeln

Kapitel 4 - Die Technik des Kerzen-Starrens

Unsere letzte Übung ist für den Körper, den Verstand und die Seele - Trātak krija: Eine alte Meditationstechnik, bei der eine Kerze für einen längeren Zeitraum angestarrt wird und man sich in einem meditativen Zustand befindet. Trātaka ist eine praktische Übung für Achtsamkeit und hilft unseren Augen zu entspannen und sich von Überbeanspruchung zu erholen.

Trātaka fördert eine starke Verbindung zwischen dem Gehirn und den Augen, die zu einem Bewusstsein und einer höheren Aufmerksamkeit des Verstandes führt. Das schafft die Möglichkeit, tief in uns hineinzuschauen und eine tiefgründige Verbindung zum Geist herzustellen. Trātaka ist für viele positive physische und spirituelle Effekte bekannt und erhält das Weiße in unseren Augen indem es das Nervensystem im Gleichgewicht hält und die Augenmuskeln stärkt. Das steigert die Konzentration, verbessert das Gedächtnis und lindert Stress sowie Depressionen. Trātaka spät in der Nacht zu praktizieren, kann unsere Träume lebendiger machen und uns dabei helfen, sich am nächsten Morgen an sie zu erinnern.

Indem die Verbindung zwischen dem Gehirn und den Augen gestärkt wird, erhalten wir Zugang zu unserem tieferliegenden Selbst. Wir lernen das Geschwätz, dass wir Tag für Tag ertragen müssen, auszublenden und auf unsere innere Stimme zu hören. Das Starren auf ein sich ständig bewegendes Objekt oder eine Flamme trainiert unsere Augen darauf, still zu bleiben. Unsere Augen bewegen sich den Tag über ständig, selbst dann, wenn wir schlafen. Trātaka fördert die Stille in allen Teilen unseres Körpers und ermöglicht eine profunde, tief beeinflussende spirituelle Erfahrung.

Auch wenn eine Kerze empfohlen wird, können Sie eine Vielzahl von Dingen nutzen, wie ein Bild, ein Gottesbild, einen Spiegel oder einfach einen schwarzen Punkt und sogar den Himmel. Entscheiden Sie sich allerdings für eine Kerze, sollte diese nur unter kontrollierten Bedingungen brennen und eine beständige Flamme aufweisen, anstatt einer wild flackernden.

Suchen Sie sich einen ruhigen Platz mit gedimmten Licht. Platzieren Sie die Kerzen oder das jeweilige Objekt in einer Armlänge von Ihnen entfernt auf Höhe Ihrer Augen. Falls Sie eine Brille oder Kontaktlinsen tragen, nehmen Sie diese ab bzw. heraus und platzieren Sie Ihr Objekt so, dass Sie es einwandfrei sehen können.

Nehmen Sie eine bequeme Sitzposition ein, in der Sie auch längere Zeit verweilen können und schließen Sie sanft Ihre Augen. Strecken Sie Ihre Wirbelsäule und richten Sie Ihre Aufmerksamkeit auf Ihr Inneres. Nehmen Sie ein paar tiefe Atemzüge, fühlen Sie, wie Sie sich entspannen und sich Ihre Gedanken beruhigen.

Öffnen Sie Ihre Augen. Fokussieren Sie mit Ihrem Blick die Flamme der Kerze. Halten Sie Ihre Augen solange wie möglich geöffnet ohne sich dazu zu zwingen und bis Sie merken, wie Tränenflüssigkeit sie befeuchtet. Es ist in Ordnung, wenn ein paar Tränen herabfallen, da sie die Augen reinigen. Blinzeln Sie sanft mit Ihren Augen und richten Sie Ihren Blick wieder auf die Kerze. Wenn Sie mögen, können Sie Ihre Augen während der gesamten Übung geöffnet lassen, wobei Tränen über Ihre Wangen laufen werden.

Wenn Sie zu irgendeiner Zeit bemerken, wie Ihre Gedanken von der Gegenwärt wegdriften, konzentrieren Sie sich wieder sanft aber entschlossen auf die Flamme.

Starren Sie für ca. fünf Minuten auf die Kerze. Nach diesen fünf Minuten sollten Sie die Ruhe durch Ihren Körper fließen fühlen. Schließen Sie die Augen und konzentrieren Sie sich auf das Bild der Flamme hinter Ihren Augenlidern. Eine Kerze ist bei diesem Teil der Übung besonders hilfreich, weil ein Teil ihres Scheins immer noch für Sie erkennbar sein wird, auch wenn Sie die Augen schließen.

Verweilen Sie sitzend während der Meditation und visualisieren Sie die brennende Kerze für fünf Minuten oder länger. Die Intensität dieser Übung steigt mit der regelmäßigen Wiederholung.

Überstürzen Sie nichts und übertreiben Sie es nicht, nur um gleich zu Beginn länger als zehn Minuten so zu sitzen. Es dauert Wochen, Monate oder sogar Jahre, bis Sie die Übung vollauf beherrschen und Ihr Geist nicht mehr nach einer Weile abdriftet. Seien Sie geduldig mit sich, denn je mehr Sie üben, umso leichter wird es Ihnen mit der Zeit fallen.

Fazit

Tägliche Behandlung und Heilmittel für Sehvermögen sind sehr wichtig im Leben. Und die Methode, mit der Sie Ihre Augenmuskeln stärken und Ihre Sehkraft verbessern können, sollten Sie unbedingt nutzen.

Unsere Augen sind empfindlich. Daher wird es immer wichtiger, sich jeden Tag um ihre Pflege zu kümmern. Auch wenn wir uns nur einen kleinen Moment Zeit nehmen, um für unser Sehvermögen dankbar zu sein, senden wir die Botschaft an unsere Augen, dass wir sie wertschätzen.

Mit allen Übungen aus diesem Buch können Sie nicht nur Ihre Sehkraft stärken und für das Wohlbefinden Ihrer Augen Sorge tragen. Sie werden sich genauso auf ihre allgemeine Gesundheit positiv auswirken. Bewusster mit unserem Körper und mit unseren Gedanken umzugehen, hilft uns dabei, uns selbst besser zu verstehen. Diese Art der Achtsamkeit macht auch nicht an den physischen und geistigen Grenzen unseres Körpers halt, sie überträgt sich genauso auf unsere Freunde und die Familie. Wenn wir gesund und glücklich sind, behandeln wir uns selbst, aber auch andere viel besser.

Unser Körper, alle seine Teile sind wunderbar. Das ständige Bewegen, Hören, Sprechen und Sehen; es sind unsere Sinnesorgane, die es uns ermöglichen Erfahrungen zu machen, so dass ihre Pflege keine Alternative, sondern eine Pflicht ist.

Alles Liebe und vielen Dank noch ein mal.

www.ingramcontent.com/pod-product-compliance
Lightning Source LLC
Chambersburg PA
CBHW061233180526
45170CB00003B/1281